# INSTRUCTION

POUR

## LES CORPS DE TROUPE ET LES HOPITAUX MILITAIRES,

### EN PRÉVISION D'UNE ÉPIDÉMIE

# DU CHOLÉRA

DU 5 FÉVRIER 1849,

SUIVIE

## DE L'INSTRUCTION RELATIVE A L'ÉPIDÉMIE RÉGNANTE,

pour les

OFFICIERS DE SANTÉ DE L'ARMÉE ET DES HOPITAUX MILITAIRES,

DU 4 MAI 1852.

---

## PRIX : 50 c.

---

### SE VEND A METZ,

CHEZ VERRONNAIS, IMPRIMEUR-LIBRAIRE, POUR LES TROUPES DE TOUTES ARMES, RUE DES JARDINS, 14.

1849.

# INSTRUCTION

POUR

## LES CORPS DE TROUPE ET LES HOPITAUX MILITAIRES,

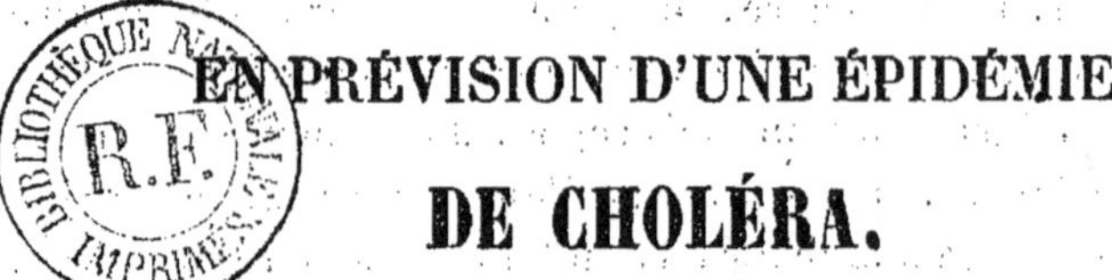

## EN PRÉVISION D'UNE ÉPIDÉMIE

# DE CHOLÉRA.

( Direction de l'Administration ; Bureau des Hôpitaux.)

Paris, le 5 février 1849.

## CORPS DE TROUPE.

### MOYENS PRÉSERVATIFS.

1. Dans les circonstances où l'on peut prévoir le retour prochain de l'épidémie du choléra, bien que cette épidémie paraisse devoir être moins grave que celle de 1832, les régles hygiéniques recommandées en tous temps dans l'armée, et dont la vigilante application lui a été, en particulier, si profitable à l'époque précitée, doivent être rigoureusement observées. On insistera spécialement sur les dispositions suivantes :

2. Éviter ou diminuer l'encombrement des habitations en réduisant, autant que possible, le nombre des hommes dans les chambres, et en les distribuant dans toutes les parties disponibles affectées au logement, et même, au besoin, étendre celui-ci.

3. Renouveler pendant le jour l'air des chambres par l'ouverture permanente, ou souvent répétée, des fenêtres et des portes ; défendre, toutefois, d'ouvrir les croisées le matin et d'établir des courants d'air avant que les hommes soient complétement habillés. Entretenir constamment pendant la nuit et le jour, lorsque les fenêtres sont fermées, une ventilation

modérée, sans trop grand refroidissement de la chambre et sans courants nuisibles, à l'aide de ventouses et de ventilateurs appropriés à cet usage, s'ils existent; établir ces moyens s'ils n'existent pas.

4. Ne conserver dans les chambres aucun homme qu'une indisposition, même légère, obligerait à garder le lit; le faire entrer, suivant le cas, à l'infirmerie ou à l'hôpital.

5. Déterminer deux ou trois repos, d'une heure au moins chacun par jour, dans les ateliers d'ouvriers; pendant ces intervalles, faire évacuer le local et en tenir les fenêtres ouvertes.

6. Éviter, autant que possible, le dépôt dans les chambres habitées, des objets d'équipement et de harnachement produisant et entretenant une odeur fétide et malsaine, tels que bottes, chabraques, etc., etc.

7. Tenir la main à l'exécution scrupuleuse des prescriptions relatives à la propreté des casernes et autres logements militaires.

8. Faire blanchir à la chaux les murs des chambres, des corridors, des escaliers, si cette opération n'a pas été faite depuis un an.

9. Veiller à ce que le balayage soit fait avec le plus grand soin, et que les ordures ne séjournent ni dans les chambres, ni dans les corridors, ni dans les cours.

10. Faire enlever tous les quatre jours les fumiers; ne pas les conserver en tas dans les cours ni à proximité des casernes.

11. Entretenir continuellement l'aération des latrines; les faire laver à grande eau deux fois par jour; en opérer la vidange plus fréquemment qu'à l'ordinaire; réparer, s'il y a lieu, le dallage, et remettre en bon état toutes les dispositions destinées à empêcher la stagnation des matières liquides.

12. Supprimer les baquets dans les lieux clos où ils sont employés; ou les faire établir de la manière la plus convenable pour prévenir, autant que possible, l'émanation des gaz fétides; veiller dans le même but à ce qu'ils contiennent toujours de la suie de bois ou de houille.

13. Placer dans les latrines, ateliers, salles de police, prisons, de larges terrines pleines d'eau chlorurée, qui sera

renouvelée chaque fois que les officiers de santé le jugeront nécessaire.

14. Faire opérer l'enlèvement immédiat des immondices, ou en faciliter l'écoulement dans les égoûts, fossés, canaux, cours d'eau, qui se trouvent dans le voisinage des logements militaires.

15. Recommander aux hommes l'entretien de la plus grande propreté individuelle, tant par le changement fréquent de linge que par les lotions des diverses parties du corps.

16. Redoubler d'attention à l'égard des ordinaires; veiller particulièrement à ce que la viande soit toujours de bonne qualité, à ce que l'usage des légumes, tels que choux et légumes secs, ne soit pas trop fréquent; qu'il alterne, par exemple, avec le riz que l'on ne devra pas faire trop cuire, mais faire simplement crever; car, c'est parce qu'il est ordinairement trop cuit, trop délayé, et réduit en véritable colle, que cet excellent aliment plaît peu aux soldats. Interdire les salaisons, le lard. Du vin, qui pourra être accordé par des décisions spéciales, sera demandé chaque fois que la nécessité en sera reconnue.

17. Rappeler aux hommes les dangers de l'ivrognerie et de l'intempérance. Exercer une grande surveillance sur les boissons et les aliments solides débités dans les cantines et les cabarets fréquentés par les soldats, particulièrement sur les viandes de charcuterie dont l'altération peut produire un véritable empoisonnement; empêcher formellement la vente de ces viandes dans les cantines.

18. Veiller rigoureusement à ce que les hommes soient, en toutes circonstances, suffisamment vêtus pour se préserver du froid, de l'humidité, de l'effet des brusques transitions de température. Tenir la main à ce que, pendant la nuit, les militaires obligés de se lever pour satisfaire quelques besoins, ne sortent de la chambre que le corps vêtu du pantalon et de la capote, la tête couverte et les pieds convenablement chaussés; instituer des gardes de chambrée pour exiger l'observation de ces précautions.

19. Ne commencer les exercices des troupes que lorsque

le froid des nuits est dissipé ; les suspendre, les interrompre, les abréger quand le temps est froid et humide.

20. Diminuer, autant que possible, le nombre des postes pendant la nuit ; réduire à une heure le temps des factions de jour et de nuit ; laisser aux hommes qui descendent la garde la journée entière pour se reposer.

21. Ne conduire les troupes aux exercices, ne les mettre en marche, en cas de route, qu'après le déjeûner.

### PREMIERS SECOURS.

22. Le conseil de santé, rempli de confiance dans le savoir, l'expérience et le zèle des officiers de santé de l'armée, croit n'avoir à leur faire aucune recommandation particulière sur le diagnosctic et le traitement de la maladie dont il s'agit, ni sur leur conduite en face de l'épidémie.

23. L'observation des épidémies précédentes de choléra a constamment démontré que cette affection présente des chances de guérison d'autant plus grande qu'elle a été traitée à une époque plus rapprochée de son début, et, plus que toute autre maladie, elle est annoncée par des phénomènes précurseurs. Il est donc de la plus grande importance de prendre des dispositions telles que, dès les premières atteintes du mal, les militaires puissent réclamer et trouver auprès d'eux les secours de la médecine.

24. A cet effet, il y aura à organiser dans chaque corps de troupe un matériel, un personnel et l'administration des soins.

25. Relativement au matériel, on affectera aux infirmeries régimentaires une localité suffisamment spacieuse au rez-de-chaussée, on la pourvoiera des moyens nécessaires pour la chauffer, et y faire toutes les préparations convenables, ainsi que de quelques chemises en laine, de brosses et de morceaux de flanelle pour frictions, de briques, des médicaments indiqués pour les premiers secours. Ces objets, à l'exception des moyens de chauffage, seront demandés sur bons et d'après les règles en vigueur, en proportion des besoins prévus, soit dans les magasins centraux des hôpitaux militaires, soit

dans les pharmacies militaires du lieu ou des villes environnantes. Il y aura, en outre, un brancard couvert par caserne.

26. Pour ce qui concerne le personnel, dès que la maladie aura éclaté dans une place, un service de garde en officiers de santé et en plantons sera établi par quartier, soit dans le local du quartier lui-même, soit dans le voisinage. A cet effet, si l'importance du service l'exige, des chirurgiens sous-aides soit de l'hôpital militaire du lieu, soit d'un hôpital militaire voisin, pourront être détachés, ou des élèves pourront être requis et placés, les uns et les autres, sous les ordres du chirurgien chargé du service sanitaire du corps. Celui-ci se mettra lui-même dans le cas d'être averti à temps, soit de jour, soit de nuit, pour se rendre promptement auprès des hommes chez lesquels la maladie se serait déclarée.

27. Les plantons consisteront en un ou deux hommes qui seront adjoints au sous-officier, ou au caporal, ou brigadier d'infirmerie.

28. Quant à l'administration des soins, elle aura pour bases les mesures suivantes :

29. Les visites des officiers de santé des corps se feront exactement deux fois par jour, au moins, dans toutes les casernes.

30. En temps de choléra, la diarrhée est le premier symptôme de la maladie ; on a d'autant plus de chances de prévenir le développement de cette maladie, qu'on traite la diarrhée dès le début. En conséquence, non-seulement tout homme atteint de diarrhée, si légère qu'elle soit, devra immédiatement se présenter ou être signalé aux officiers de santé ; mais ceux-ci, d'eux-mêmes, devront s'enquérir de l'état sanitaire, à cet égard, par tous les moyens à leur disposition : on ne saurait trop le leur recommander.

31. On fera d'ailleurs connaître sans retard, aux officiers de santé, toutes les indispositions dont les militaires seront atteints.

32. Lorsqu'un homme aura été frappé de la maladie, il devra, le plus tôt possible, être transporté à l'hôpital sur le

brancard couvert, après avoir été enveloppé de couvertures de laine, sous lesquelles seront placées des briques chauffées, particulièrement auprès des membres inférieurs et de la colonne vertébrale. Cependant, si l'officier de santé n'est pas présent, et en attendant son arrivée, le malade devra être porté à l'infirmerie où les plantons devront lui administrer les premiers secours suivants : coucher le malade dans un lit chaud, lui mettre une chemise de laine préalablement chauffée, le frotter avec de la flanelle chaude ou les brosses à frictions, lui faire boire une infusion aromatique.

33. Les dépenses extraordinaires pour l'amélioration de l'ordinaire, l'achat de combustibles, des vases ou ustensiles divers feront l'objet d'un supplément de solde qui sera alloué, par décision spéciale, à raison de trois centimes par homme et par jour pour Paris et la banlieue, et de deux centimes partout ailleurs.

## HOPITAUX.

34. Afin de faciliter le service exceptionnel qu'entraîne une pareille épidémie, des salles particulières seront disposées dans chaque hôpital pour recevoir les cholériques, et, autant que possible, elles seront dans des bâtiments séparés ou dans les parties les plus éloignées des autres salles de malades.

35. Ces salles seront pourvues de tous les objets nécessaires pour le traitement particulier de cette maladie ; savoir : pour chaque lit un drap d'alèze ; une double couverture ; un bassin ; un vomitoire ; une chemise de laine longue et ample, ouverte dans toute sa longueur, s'attachant par des cordons sur le devant ; une paire de moufles, une paire de chaussettes ; un bonnet de laine ; un lé de flanelle.

36. Un service de garde permanent en officiers de santé, officiers d'administration et infirmiers, sera établi dans ces salles ou à proximité ; un ou plusieurs chirurgiens sous-aides y seront à demeure pour administrer et faire administrer les premiers secours nécessaires, conformément aux instructions de l'officier de santé traitant.

37. Dès qu'un cholérique arrivera à l'hôpital, il sera immédiatement transporté dans la salle spéciale, et le médecin en chef ou les autres officiers de santé traitants seront sur-le-champ prévenus.

38. Les corps des hommes qui auront succombé, seront transportés, aussitôt que le décès aura été constaté, à la salle de dépôt. Après les autopsies, on procédera promptement à l'inhumation.

39. Les lits, les effets de literie qui auront servi aux cholériques, devront être lavés et désinfectés avant d'être remis en service pour d'autres malades.

40. Sans vouloir imposer à la conscience des médecins des règles absolues de traitement, le conseil de santé des armées croit cependant devoir en terminant, rappeler ce qu'il disait en 1832, dans l'instruction du 4 mai : « Point d'empirisme : « il est indigne du vrai savoir et de l'habileté pratique : point « de dangereux essais sur les défenseurs du pays; point de « coupable témérité déguisée sous le nom de hardiesse ; ap- « plication méthodique et consciencieuse des principes fonda- « mentaux de l'art de guérir : à cela se réduit le devoir du « médecin dans tous les cas. »

41. Dès que quelque cas de choléra se sera manifesté dans un corps de troupe, dans un hôpital militaire ou dans la population civile, les officiers de santé militaire en donneront immédiatement un avis aussi détaillé que possible au conseil de santé, pour qu'il prenne les ordres du Ministre, et propose, s'il y a lieu, les mesures additionnelles que les circonstances exigeront. Lorsqu'il s'agira de militaires, les principaux renseignements seront consignés sur un état conforme au présent modèle ci-joint, qui sera rempli et envoyé en double expédition. Les officiers de santé militaires continueront de tenir le conseil de santé, par des rapports rapprochés, au courant de ce qui surviendra.

*Le Ministre de la guerre,*

*Signé :* Rullière.

# CHOLÉRA - MORBUS.
## 1849.
*Effectif de la garnison.*

**DÉPARTEMENT d**

**COMMUNE d**

**DIVISION MILITAIRE.**

HÔPITAL MILITAIRE d
ou
RÉGIMENT d

| N.os d'ordre. | NOMS et PRÉNOMS. | Age. | Corps et Grades. | Caserne ou habitation. | Constitution, état des forces et habitudes du malade. | Date et mode de l'invasion. | SYMPTÔMES. | Durée et terminaison. | Autopsie. | TRAITEMENT et OBSERVATIONS. |
|---|---|---|---|---|---|---|---|---|---|---|
| | | | | | | | | | | |

*Instruction relative à l'épidémie régnante, pour les Offi-
ciers de santé de l'Armée et des Hôpitaux militaires. (Direction de l'Administration, Bureau des Hôpitaux).*

Paris, le 4 mai 1832.

Au début d'une épidémie toute nouvelle dans le pays où
elle apparaît, les secours ne peuvent de prime-abord être
aussi promptement et aussi méthodiquement appliqués qu'à
l'invasion des maladies communes, et il y a pour chaque
médecin, même le plus exercé à la pratique, une sorte
d'expérience spéciale à acquérir.

C'est pour faire éviter, autant que possible, aux officiers
de santé militaires l'espèce d'incertitude qui règne toujours
en pareil cas, que nous leur adressons les instructions
suivantes :

Prévenir le choléra, et même avant son apparition se
préparer à le combattre dès qu'il se manifeste, tel est le
double but que doivent se proposer l'administration et le
service de santé.

1° Prévenir le Choléra et préparer les moyens de le
combattre.

Les instructions ministérielles des 30 mars et 8 avril der-
niers ayant prescrit, avec détail, les mesures d'hygiène et
les précautions sanitaires à prendre dans les régiments, pour
atteindre, autant que possible, le premier de ces deux buts,
il n'en sera ici question que pour recommander aux officiers
de santé des corps de concourir avec le plus grand soin, et
en ce qui les concerne, à leur stricte exécution.

Le soldat et l'officier étant bien nourris, logés et vêtus
proprement, soumis à des habitudes régulières de travail et
de repos, rarement préoccupés de chagrin, et pour l'ordinaire sans inquiétude sur l'avenir, se trouvent dans des con-
ditions peu favorables au développement du choléra. Aussi
la garnison de Paris a-t-elle proportionnellement moins
souffert que la population civile.

Toutefois, attendu la gravité des circonstances, la prudence invité à améliorer la nourriture des troupes, assainir leur logement, maintenir la propreté des individus, les préserver des excès auxquels ils peuvent se livrer, et modifier certaines parties du service. En outre, les hôpitaux doivent prendre une face nouvelle, puisqu'il s'agit d'un ennemi nouveau; c'est pourquoi les dispositions suivantes seront prises,

Dans les hôpitaux:

1.º Blanchir à la chaux toutes les salles, notamment celles des détenus, les corridors et autres parties du bâtiment qui n'auraient pas été récemment lessivées à la chaux;

2.º Tenir exactement la main à ce qu'aucune gale ou gonorrhée simples ne soit conservée dans l'établissement; renvoyer au corps tout homme, même à réformer, dont le séjour à l'hôpital n'est point indispensable;

3.º Désigner une ou plusieurs salles destinées à recevoir les cholériques, s'il venait à s'en présenter; une salle d'officiers pour le même objet; enfin une salle de convalescents; faire gratter, laver, et blanchir à la chaux ces diverses salles; gratter et lessiver leur plancher; les meubler de lits propres, complètement garnis de matelas, draps, draps d'alèze et de double couverture, de bassins et de vomitoirs, pour chacun d'eux, et pourvus en outre d'une chemise de laine longue et ample, ouverte dans toute sa longueur, s'attachant par des cordons sur le devant; de mouffles, de chaussettes, d'un bonnet de laine, d'un lé de flanelle;

4.º Rassembler dans cette salle les moyens caléfacteurs et les médicaments qu'il importe d'avoir sous la main;

5.º Désigner pour le service de détails, chirurgical et pharmaceutique de ces salles, un certain nombre de chirurgiens et de pharmaciens sous-aides, qui se relèveront de six en six ou de douze en douze heures, afin que les cholériques ne soient pas un seul instant livrés seuls à l'ignorance et à l'incurie des infirmiers: partout où le nombre du personnel le permettra, un officier d'administration sera de garde également dans le service des cholériques: toutes les désignations doivent être faites d'avance, afin que chacun se rende à son poste dès l'apparition de l'épidémie;

6.º Pourvoir suffisamment la pharmacie de l'hôpital de tous les médicaments et moyens chimiques de salubrité dont l'emploi pourra devenir nécessaire, d'après un état dressé par les officiers de santé en chef;

7.º Disposer l'amphithéâtre de telle sorte, que tout favorise le prompt examen anatomique des cadavres des victimes de l'épidémie.

Le choléra venant à se manifester dans la ville, les chirurgiens des corps redoubleront de zèle dans la visite des casernes, matin et soir; s'ils sont au moins deux pour un quartier, ils s'y tiendront alternativement de garde, de manière à ce que nul cholérique ne séjourne un seul instant de plus qu'il ne sera indispensable pour le faire transporter à l'hôpital. Les officiers de santé des hôpitaux se réuniront en conseil de salubrité militaire, qui s'assemblera au moins une fois par semaine, pour correspondre avec le conseil de santé, et adresser à l'administration militaire locale toutes les demandes et renseignements relatifs à l'épidémie, et ils prescriront à leurs subordonnés les devoirs qu'ils auront à remplir.

Dès qu'un cholérique sera soupçonné ou reconnu par le chirurgien-major du corps, il sera porté à l'hôpital, et placé par le chirurgien de garde de cet établissement dans la salle désignée pour cet objet; et l'on fera prévenir sur-le-champ le médecin en chef, ou celui qu'il aurait désigné, pour faire ou partager avec lui cette partie du service médical.

Le chirurgien de garde, spécialement affecté au service des cholériques, administrera et fera administrer sur-le-champ tous les secours nécessaires, selon l'état du cholérique entrant, d'après une instruction qui lui sera remise par le médecin chargé du service, et à laquelle il devra se conformer strictement jusqu'à l'arrivée de celui-ci.

## 2.º *Reconnaître et combattre le Choléra.*

Le conseil de santé des armées, d'ailleurs plein de confiance dans le savoir, l'expérience et le zèle des officiers de santé militaires, leur adresse, à titre de communication, les réflexions suivantes sur le diagnostic et la thérapeutique du Choléra-Morbus :

Le Choléra-Morbus épidémique présente des caractéres qu'il partage avec le Choléra-Morbus sporadique, et d'autres qui le distinguent de celui-ci. La différence qui en résulte est d'autant plus ou d'autant moins marquée, que le choléra épidémique est plus ou moins intense. Cette différence importe au praticien pour le pronostic et le choix des moyens de traitement.

Le Choléra-Morbus épidémique se manifeste sous plusieurs formes principales que séparent et rapprochent des formes intermédiaires :

1.° Tantôt, comme le Choléra sporadique, il se borne à des vomissements de matiéres alimentaires, des selles de matières fécales, des évacuations, par haut et par bas, de bile, de mucosités; un sentiment de malaise à l'épigastre, avec gène de la respiration, anxiété, faiblesse de la voix, pouls concentré, fatigue, faiblesse générale, refroidissement des extrémités et crampes dans ces parties ;

2.° D'autres fois, les déjections, les vomissements sont abondants ou très-rapprochés; des matiéres sérieuses, blanchâtres, limpides, troubles, floconneuses, sont évacuées par haut et par bas; une douleur vive, une chaleur brûlante, se font sentir intérieurement à l'abdomen ; la soif est excessive, la langue et la bouche sont froides et décolorées; la respiration est gênée au plus haut degré; le pouls, d'abord fréquent, devient petit et rare ; des crampes douloureuses se font sentir aux pieds, aux mains, aux jambes, aux avant-bras, aux cuisses, aux bras: ensuite les extrémités se refroidissent, la face, puis les membres se couvrent d'une teinte livide violacée; la respiration est de plus en plus profonde, l'air expiré est froid, la voix s'affaiblit de plus en plus, le pouls devient de moins en moins sensible, les évacuations et les crampes diminuent ou augmentent; une sueur froide couvre le corps, les yeux s'enfoncent et deviennent ternes;

3.° Le sujet éprouve-t-il dès le début les accidents d'une fin prochaine, ou bien est-il, après un temps toujours très-court, arrivé à peu de distance d'une terminaison fatale, soit qu'aucun moyen rationel n'ait été employé, soit que l'art ait été inutile; alors le pouls est nul, les membres sont glacés, la respiration presque nulle, la voix éteinte, l'œil immobile, enfoncé dans l'orbite, sec, rouge, comme meurtri, renversé en haut, la peau violacée dans presque toute son étendue.

De ces trois formes, la première est la moins grave, et c'est elle qui resiste le moins aux moyens de l'art, quand toutefois la seconde ne lui succéde pas promptement. La deuxième est parfois susceptible de guérison, et c'est lorsqu'on parvient à faire cesser le refroidissement de la surface, régulariser, animer la circulation; encore, dans ces cas, le sujet retombe-t-il souvent dans un affaissement sans retour au moment où on le croyait en voie de guérison. La troisième forme, qu'elle soit primitive ou consécutive aux deux autres, ne laisse plus d'espoir; et, bien qu'il faille agir comme si le succès devait couronner les efforts de l'art, on tarde peu à se convaincre de son impuissance dans cette véritable agonie.

4.° Il arrive parfois que, la réaction s'établissant franchement à l'extérieur, la maladie n'offre plus que les symptômes d'une inflammation manifeste des voies digestives;

5.° Dans certains cas on voit survenir les symptômes typhoïdes; stupeur; délire, agitation, soit que l'encéphale s'affecte, soit que l'inflammation des voies digestives s'étende, soit qu'il y ait encombrement. Toutes ces nuances doivent être attentivement distinguées l'une de l'autre par le médecin.

Le traitement ne saurait être le même.

L'invasion du Choléra est souvent précédée de prodômes consistant pour l'ordinaire en dérangement des fonctions de l'appareil digestif, tels que malaise à l'épigastre, dégoût, nausée, diarrhées, douleurs sourdes dans le bas-ventre. Partout où le Choléra n'a point encore paru, le médecin doit, dès à présent, mettre tous ses soins à faire disparaître les accidents de ce genre, et plus encore aussitôt que cette maladie se manifestera aux lieux qu'il habite.

Le traitement des cholériques repose sur deux principales indications : 1.º réchauffer la peau, ranimer le mouvement circulatoire à la surface du corps ; 2.º ralentir les évacuations, étancher la soif, calmer les douleurs internes et les spasmes externes.

Pour remplir la première indication, il faut placer le malade dans un lit chaud, le revêtir d'une chemise de laine, le frotter avec des flanelles chaudes, sèches ou imbibées d'alcool camphré, appliquer des ventouses, des vésicatoires, des moxas, des raies de feu, à l'aide du cautère transcurrent, le long de la colonne vertébrale.

La seconde indication exige des boissons froides données à petites doses, plus ou moins souvent répétées, des demi-lavements émollients avec addition de laudanum, des cataplasmes mucilagineux opiacés sur l'abdomen, de larges sinapismes aux membres inférieurs.

Quand le malade, lors de son entrée à l'hôpital, offre encore de la chaleur, quand le pouls se fait encore sentir, ou lorsque, par les excitants extérieurs, on est parvenu à ranimer la circulation et à rétablir la chaleur de la peau, si l'âge et la constitution du sujet le permettent, les émissions sanguines sont indiquées ; si la vaine est ouverte en vain, et que le sang ne coule point, les sangsues doivent être appliquées à l'abdomen, au col, ou sur les parois du thorax, selon que les douleurs et les évacuations dominent, ou que la congestion est plus forte vers la tête ou la poitrine.

Quand, par l'usage de ces divers moyens, on a obtenu une réaction complète, le cas rentre dans le domaine commun de la médecine ; il ne s'agit plus que de remplir scrupuleusement les indications qui se présentent.

Si le malade se refroidit de nouveau et retombe dans l'abattement, le cercle thérapeutique qui vient d'être tracé doit être parcouru de nouveau, mais alors c'est presque toujours sans succès.

Lorsque les symptômes typhoïdes se manifestent, les principes du traitement approprié au typhus doivent recevoir leur application.

Telle est la marche à suivre dans le traitement du Choléra, avec sagesse, avec persévérance, sans engouement aveugle, sans obstination irréfléchie, et en la modifiant selon les circonstances propres à chaque sujet, et à chaque instant de la maladie.

Point d'empirisme, il est indigne du vrai savoir et de l'habité pratique; point de dangereux essais sur les défenseurs du pays et du Roi; point de coupable témérité déguisée sous le nom de hardiesse: application méthodique et consciencieuse des principes fondamentaux de l'art de guérir; à cela se réduit le devoir du médecin militaire dans tous les cas.

L'ouverture des cadavres a révélé dans l'Inde, en Russie, en Pologne, à Berlin, à Londres et à Paris, des traces analogues à la suite du choléra-morbus: rougeurs, développement des follicules des intestins, présence d'une matière blanche semblable à celle des vomissements et des déjections, congestion sanguine dans les viscères et les vaisseaux.

Les autopsies cadavériques devront être faites avec le plus grand soin dans tous les hôpitaux militaires, notamment dans ceux d'instruction où le fléau pourrait paraître.

Des états indicatifs du nombre des cholériques, des nuances de la maladie, de sa durée, de la mortalité et des divers modes de terminaison seront adressés au conseil.

L'étude de l'histoire des épidémies du choléra en Asie et dans l'est de l'Europe avait conduit à regarder cette maladie comme non contagieuse.

L'observation unanime de l'épidémie de Paris milite en faveur de cette opinion. On ne saurait donc trop prémunir l'armée contre le préjugé contraire, ni le combattre avec trop de soin s'il venait à régner.

Le conseil de santé compte entièrement sur le dévouement que les officiers de santé des corps et des hôpitaux militaires feront éclater sur les points où l'épidémie pourra se montrer. Personne ne voudra témoigner moins de zèle que les médecins de la capitale, et chacun s'empressera avec une noble ardeur de saisir cette occasion, malheureusement trop triste, de servir la patrie en servant l'humanité, devoir constant des officiers de santé de l'armée.

Bien que le choléra-morbus ne soit pas contagieux, la tâche des médecins militaires appelés à le combattre n'en est pas moins belle ; exposés aux causes de l'épidémie autant que ceux qui en sont atteints, ils ont sans cesse sous les yeux le spectacle de la plus effrayante destruction ; ils ont à surmonter sans cesse de profondes impressions morales qui, chez un grand nombre de personnes, ont été presque la seule cause du choléra. Ils ont donc à donner à l'armée l'exemple du courage le plus rare, celui de ne pas redouter la mort dégagée de tout prestige de gloire, et venant assaillir ses victimes sous la forme la plus hideuse.

Paris, le 4 mai 1832.

*Les membres du Conseil de santé,*

*Signés* baron DESGENETTES, baron LARREY, FAUCHÉ.

APPROUVÉ :

*Le Ministre secrétaire d'État de la guerre,*
*Signé* M.al DUC DE DALMATIE.

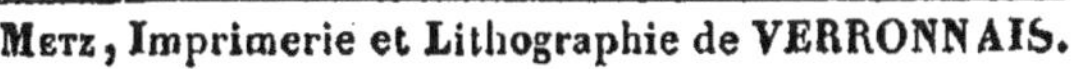

METZ, Imprimerie et Lithographie de VERRONNAIS.